AF439117

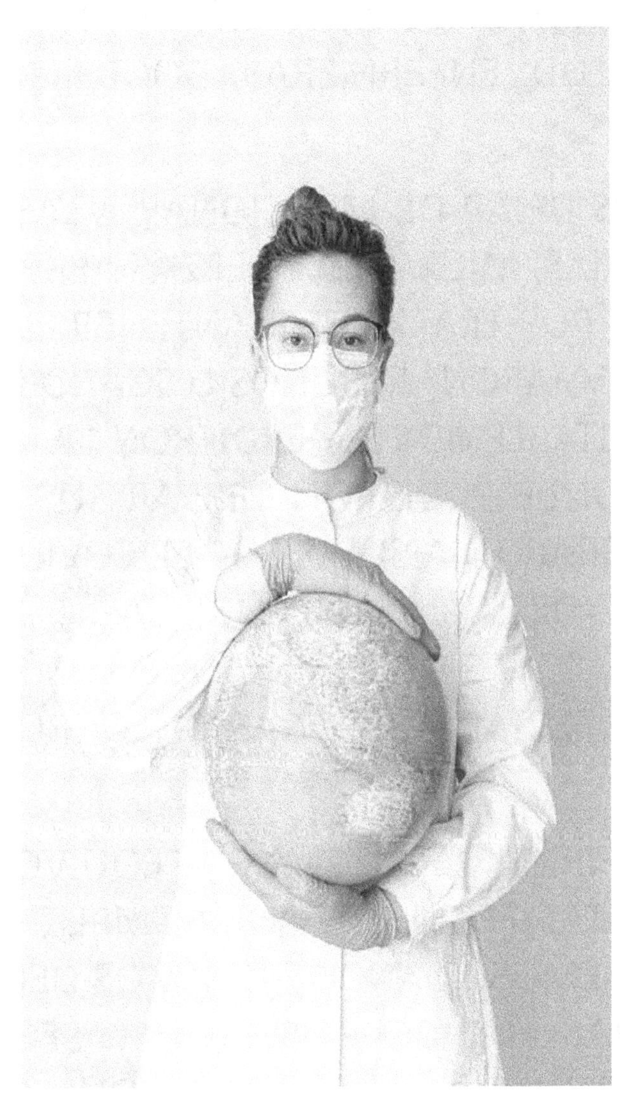

ESTE LIBRO ESTA DEDICADO A TODAS LAS PERSONAS QUE HAN PADECIDO DE ESTE DESPIADADO VIRUS COVID 19 YA SEA DIRECTAMENTE O INDIRECTAMENTE ES DECIR A LOS QUE HAN VIVIDO EN CARNE PROPIA EL PADECIMIENTO DE SUS AMIGOS Y FAMILIARES O PEOR AUN EL FALLECIMIENTO DE LOS MISMOS, ASI MISMO A LOS MIEMBROS DE LOS SISTEMAS DE SALUD, ENFERMERAS, DOCTORES ETC. DE TODOS LOS PAISES.

 NO PODEMOS DEJAR DE MENCIONAR A LAS FUERZAS ARMADAS, POLICIAS, MILITARES, FUERZAS AEREAS, DE LA MARINA QUIENES POR TRATAR DE MANTENER EL ORDEN TAMBIEN SE CONTAGIARON, ALGUNOS LLEGANDO A CURARSE Y OTROS LAMENTABLEMENTE PERDIERON LA VIDA, INCLUSO LOS PAISES DONDE PUDIERON CERRAR SUS FRONTERAS A TIEMPO Y LOGRARON AISLARSE DE EL COVID19 NO PUDIERON AISLARSE DE LAS CONSECUENCIAS QUE ESTE VIRUS TRAJO A SU PASO, ES DECIR EN AQUELLOS PAISES DONDE NO LOGRO INFECTAR PERSONAS SI LOGRO AFECTAR SU ECONOMIA.

 PODEMOS AFIRMAR SIN TEMOR A EQUIVOCARNOS QUE ESTE VIRUS ESTA AFECTANDO POR COMPLETO AL PLANETA Y QUE NO SABEMOS CUANDO PODAMOS DECIR QUE YA LO VENCIMOS, HAN HABIDO PAISES QUE ASEGURARON HABERLO VENCIDO Y LUEGO TUVIERON QUE ANUNCIAR REBROTES LO QUE SI ES SEGUROS ES QUE NI NOSOTROS NI EL MUNDO NUNCA VOLVERA A SER EL MISMO Y QUE TENDREMOS QUE APRENDER A CONVIVIR CON EL Y ESTAR SIEMPRE PREPARADOS PARA LUCHAR CONTRA ESTE VIRUS CUANDO TENGA UNA MUTACION O TRANSFORMACION.

HISTORIA
DE LAS PANDEMIAS DEL
MUNDO EN EL ULTIMO SIGLO

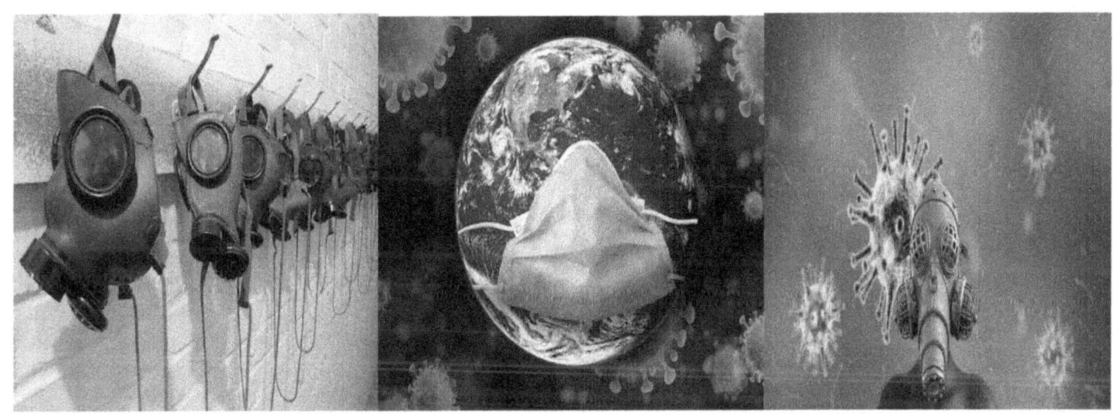

CONTENIDO

CAPITULO

I

Estoy seguro que practicamente ninguno de nosotros nos podriamos imaginar que ibamos a tener que vivir una Pandemia de estas caracteristicas, a pesar que si hubieron lideres Mundiales que llegaron a advertir que pronto vendria una, como por ejemplo Bill Gates quien predijo en el año dos mil quince que si algo iba a matar diez millones o mas personas en el mundo no seria una guerra ni inmensos misiles sino un micro Virus altamente contagioso que se propagaria por el mundo entero, el otro personaje publico quehablo sobre este tema fue George Bush, ex presidente de los Estados Unidos.

Si bien es cierto Bill Gates es una persona altamente inteligente, estudioso, futurista y sobre todo dedicado a contribuir con el mejoramiento de la salud de los paises y las personas en realidad no es necesario creer que era un adivino, simplemente se baso en el estudio de pandemias anteriores como el Ebola que aparecio en Africa en Febrero de 1976 y su peligroso avance y por eso advirtio que el mundo deberia estar preparado contando con especialistas dedicados al estudio y nuevos metodos y tratamientos para hacer frente a la propagacion de cualquier nueva enfermedad.

Gates aconsejo que se diseñara y construyera de un sistema medico y cientifico que permitiera creacion de vacunas asi como proveer a las personas de informacion que le sirviera de proteccion o prevencion, otra de las cosas que menciono Gates fue que si no nos reparabamos para la llegada de la pandemia el costo economico seria muy alto, lamentablemente los lideres mundiales no le hicieron caso y prefirieron seguir gastando sus

presupuestos en otras cosas menos necesarias como por ejemplo las armas para demostrar quien es mas fuerte y sin

embargo este microscopico virus demostro fue mas poderoso que muchos paises juntos, lo mas lamentable es que han surgido comentarios en contra de Bill Gates diciendo que el es el culpable de la aparicion de este virus para obtener beneficios propios.

Por el contrario en reiteradas ocasiones ha demostrado un desprendimiento economico donando millones de dolares a organizaciones cientificas que contribuyan a mejorar la salud es posible que estos comentarios se originen por que Gates en sus presentaciones menciona que la razon de esta pandemia seria en parte por que se invirtiera mas en investigaciones de armas nucleares que en medicina y vacunas.

En esta presentacion menciono que fue lo que paso con el Ebola cuando aparecio no habian grupos de epidemiologos que estuvieran listos para viajar para ver de que se trataba la enfermedad y que Se logro recolectar informacion y tambien personas que fueran a ayudar a contrarrestar la epidemia pero se hizo de una manera muy lenta por la misma falta de preparacion, considerando que para luchar contra una gran epidemia se necesitan cientos de miles de personas, por otro lado a pesar de reunir estos miles de personas practicamente nadie sabia que hacer.Por ejemplo despues de un tiempo descubrieron que una forma de contrarrestar la enfermedad hubiera sido extraer sangre de la gente que se habia curado procesarla e inyecctarsela a gente sana para protegerla pero eso nunca se intento y como eso hubieron muchas cosas que no se sabian por lo tanto fue un fracaso mundial, una forma de vencer las enfermedades es aprender y estudiar las anteriores ya que por lo general las enfermedades evolucionan, mutan o se transforman es por eso la necesidad de llevarles la delantera no esperar que aparezcan .

Si esperamos que aparezcan para luego ver como tratarlas lo mas probable es que ya sea tarde, si analizamos mas de cerca el Ebola la razon por la cual no fue tan contagioso como el Covid 19 es que el Ebola por suerte no se propago a zonas urbanas, otra es que no se propaga en el aire, pero lo principal es que cuando la gente se contagia se siente tan mal que permanece en cama de manera que no sigue contagiando a otros.

La diferencia del Covid 19 es que las personas pueden estar infectadas y no tener sintomas durante toda la enfermedad, algunas personas hasta se curan y nunca llegan a saber que esuvieron enfermas, otras se contagian pero como no tienen sintomas los primeros dias continuan sus actividades y mientras continuan su vida cotidiana van contagiando decenas de personas las cuales a su vez contagian a otros cientos y luego se convierten en miles y luego millones sobre todo con lo globalizado que esta todo en la actualidad, una persona puede estar en Europa y horas mas tarde en Latinoamerica o Asia.

Todo esto a hecho que los sistemas de salud de muchos paises siempre colapsen por el simple hecho de no tomar cada virus o pandemia como ejemplo y nunca dejar de investigar para seguir trabajando para descubrir vacunas ya que en muchas ocasiones los virus mutan es decir tienen similitudes solo que constanemente estan Mutando y en muchos casos cuando mutan se vuelven mas contagiosos o mortales que el anterior.

A pesar que han habido muchas pandemias en este siglo, la mas parecida al COVID - 19 es la que aparecio precisamente hace 100 años. la mal llamada gripe estañola, que en realidad se rigino en Estados Unidos alla por el año 1,918 cuando ya finalizaba la primera guerra Mundial, esta pandemia tambien cobro millones de vidas al igual que lo esta haciendo El Covid - 19 en la actualidad.

CAPITULO

II

COVID

<u>DESCRIPCCION DEL COVID 19</u>

La razon principal por que este virus pudo cruzar tantas fronteras y abarcar tantos paises y convertirse en Pandemia es por que Miles de personas aparentemente sanas ya estaban contagiadas pero como eran asintomaticas iban a tiendas, mercados, buses, aviones etc mientras tanto van contagiando a las personas a su alrededor y lo otro que lo hace altamente contagioso es que trasmite en el aire, es decir si una persona enferma tose o estornuda cerca de nosotros y este virus ingresa por nuestras vias resiratorias y es entonces cuando empieza su labor destructiva.

Otra de las razones que este virus es altamente contagioso y peligoso es que no solo si una persona tose o estornuda cerca de nosotros nos podemos contagiar, si la saliva de una persona enferma tiene contacto con una determinada superficie y nosotros tocamos esa superficie y nos llevamos las manos a los ojos nariz o boca tambien nos contagiaremos y nosotros a la vez contagiaremos a personas a nuestro alrededor convirtiendose en una cadena de contagio sin importar edad, condicion social, economica ni Geografica.

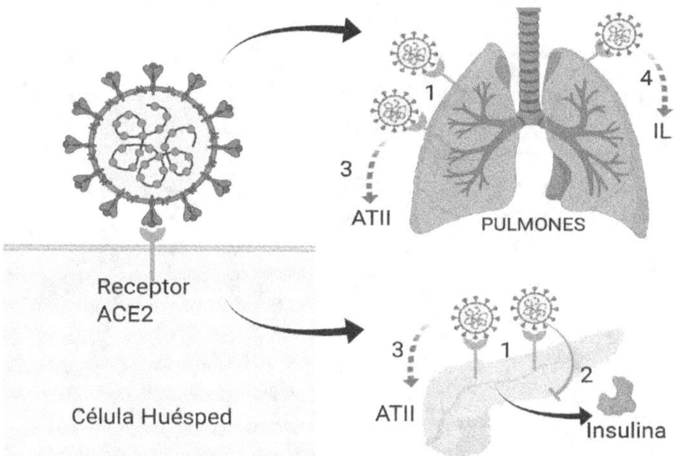

Primeramente es necesario conocer que es el Covid 19 aun mas a fondo, cuales son sus sintomas y complicaciones, que lo hace tan poderoso, mortal y capaz de arrasar con todos los humanos que se le atraviesen por delante. En la historia del mundo han habido distintos tipos de muertes en masa ocasionados por distintos factores que han cobrado millones de Muertes, como lo han sido muchas guerras, persecusiones por creencias Religiosas, ambicion de poderes Sociales, Politicos o Economicos, pero pocas habia sido tan Globalizado como el Covid, hasta la fecha este virus a contaminado 213 paises, a diferencia de otras Pandemias anteriores, tales como la viruela, El Sarampion, La mal llamada Gripe Española, La Peste negra , la gripe asiatica o la gripe de hong kong que no cruzaron tantas fronteras.

Los Virus que solo abarcaron un determinado territorio no se les determina **Pandemia** si no solo **Epidemias** porque solo abarcaron determinados territorios o paises, a diferencia de El Covid 19 que ya esta abarcando ya mas de 213 paises a nivel del Mundo y que en solo cuatro meses ha ocasionado millones de personas contagiadasy fallecidas, lo peor es que hasta el momento no se le ha logrado conocer por completo, lo que si se sabe es que el Covid 19 es una enfermedad infecciosa causada por el Coronavirus.Antes desconocida hasta que estallara el brote en la Ciudad de Wuhan (China) en Diciembre del 2019, que luego se propagaron por el Mundo convirtiendose en Pandemia y lo peor es que aun no sabemos lo suficiente para combatirla por el contrario mientras empezamos a conocerla ya esta Mutando.

Cuando el Covid-19 llegó a EE.UU. se encontró, sin embargo, con una estructura administrativa diezmada y menos robusta que, de acuerdo con varias investigaciones periodísticas, ha lastrado la respuesta a la aparición de un nuevo y letal patógeno en China. Donald Trump lo llama "el enemigo invisible", se define como un presidente "de tiempos bélicos" pero esta fue una guerra que no vio venir.

El Departamento de Seguridad Interior, creado tras el 11-S para responder a crisis de escala nacional, tiene dos decenas de altos cargos sin confirmar y lleva un año sin nadie de forma permanente al frente. La última secretaria, Kirstjen Nielsen, era demasiado tibia en temas migratorios a ojos de Trump, que la despidió en abril del 2019 y no ha propuesto al Congreso ningún nombre para sustituirla. Tampoco hay un subsecretario permanente, cargo que supervisa la agencia federal de emergencias (FEMA) a la que algunos estados han recurrido para afrontar la actual crisis.

Entretanto, en mayo del 2018, el directorio de seguridad sanitaria global y biodefensa creado por Barack Obama dentro del Consejo de Seguridad Nacional (NSC) para prepararse para pandemias como la del Covid-19 había sido disuelto. La Casa Blanca asegura que sus labores fueron reasignadas a otros departamentos pero el desmantelamiento estuvo acompañado por la salida de especialistas. Un mes antes de su disolución, el director del NSC, John Bolton, despidió al subdirector a cargo de la respuesta a posibles epidemias, el almirante Timothy Ziemer, que no fue sustituido. Y un mes antes de la llegada de Bolton, fue Bossert, exconsejero de seguridad de Bush, quien se fue.

La escasa duración de los nombramientos va más allá en la actual Administración, caracterizada por fulminantes despidos vía Twitter (así se fue el primer secretario de Estado, Rex Tillerson) o no menos sonadas dimisiones (el secretario de Defensa, Jim Mattis). Según Brookings Institution, Trump ha batido todos los récords de renovación de personal en la Casa Blanca (en tres años, ha relevado a más cargos que las administraciones Obama, Bush y Reagan juntas). Otra posición clave que ha estado meses ocupada por interinos es la de jefe de gabinete. Al último sustituto lo despidió en marzo. La semana primera semana de abril nombró al cuarto titular.

En julio, el Gobierno de Trump eliminó el puesto del oficial de enlace en el Centro de Control de Enfermedades del país asiático, el funcionario que teóricamente les habría informado de inmediato sobre la aparición del nuevo virus. Un informe de la oficina del inspector general de Departamento de Salud publicado hace poco describe "severas carencias" de material protectivo, camas hospitalarias y tests de diagnóstico en el país.

Este era el paisaje administrativo en EE.UU. cuando, el 20 de enero, se detectó el primer caso de coronavirus, un contagio importado de Wuhan (China). "Lo tenemos totalmente bajo control", dijo un par de días después Trump, que poco después cerró las fronteras a China. Investigaciones de Politico, Pro Publica y The New York Times han corroborado que el presidente desoyó las alertas internas de diferentes departamentos del gobierno federal.

Estaba saliendo victorioso del impeachment y las primarias demócratas absorbían por aquel entonces toda su atención. Al producirse las primeras muertes, Trump puso al vicepresidente Mike Pence al frente del grupo de trabajo de la Casa Blanca sobre el virus.

<u>SINTOMAS DEL COVID 19</u>

Los sintomas mas habituales son, fiebre, Tos seca y Cansancio, otros Sintomas menos comunes son dolores y congestion nasal el dolor de cabeza, la conjuntivitis, el dolor de garganta, la diarrea, la pérdida del gusto o el olfato y las erupciones cutáneas o cambios de color en los dedos de las manos o los pies. Estos síntomas suelen ser leves y comienzan gradualmente. Algunas de las personas infectadas solo presentan síntomas leves y algunas pueden ser Asintomaticas es decir no tienen ningun sintoma durante la enfermedad.

Estas personas Asintomaticas tambien representan un peligro ya que pueden movilizarce contagiando sin siquiera saberlo,.La mayoría de las personas (alrededor del 80%) se recuperan de la enfermedad sin necesidad de tratamiento hospitalario. Alrededor de 1 de cada 5 personas que contraen la COVID-19 acaba presentando un cuadro grave y experimenta dificultades para respirar.

Las personas mayores y las que padecen afecciones médicas previas como hipertensión arterial, problemas cardiacos o pulmonares, diabetes o cáncer tienen más probabilidades de presentar cuadros graves. Sin embargo, cualquier persona puede contraer la COVID-19 y caer gravemente enferma. Las personas de cualquier edad que tengan fiebre o tos y además respiren con dificultad, sientan dolor u opresión en el pecho o tengan dificultades para hablar o moverse deben solicitar atención médica inmediatamente, Si es posible, se recomienda llamar primero al profesional sanitario o centro médico primero para descrtar ya que los sintomas pueden confundirse con los de una gripe o resfrio, sino tendran que envir al paciente al establecimiento sanitario adecuado. si tiene síntomas leves, como tos o fiebre leves, generalmente no es necesario que busque atención médica. Quédese en casa, aíslese y vigile sus síntomas. Siga las orientaciones nacionales sobre el autoaislamiento.

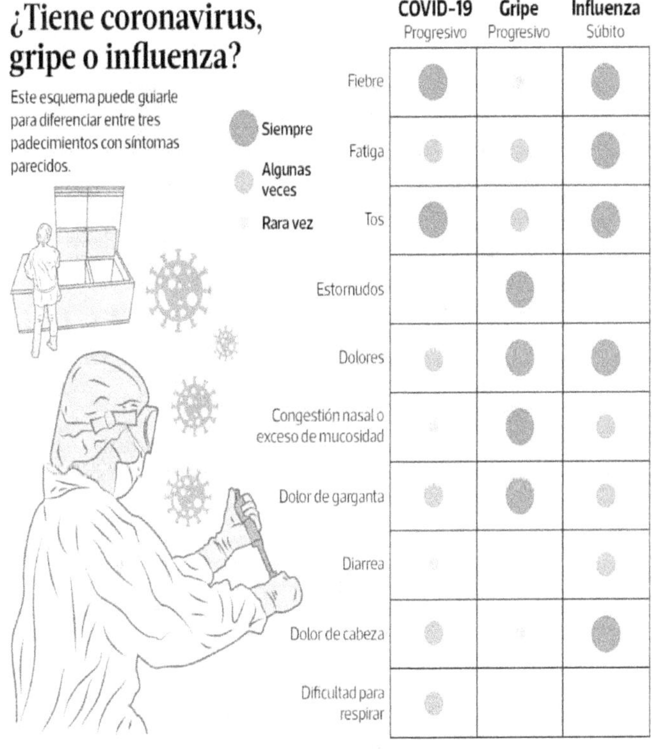

Síntoma	COVID-19 Progresivo	Gripe Progresivo	Influenza Súbito
Fiebre	Siempre	Rara vez	Siempre
Fatiga	Algunas veces	Algunas veces	Siempre
Tos	Siempre	Algunas veces	Siempre
Estornudos		Siempre	
Dolores	Algunas veces	Siempre	Siempre
Congestión nasal o exceso de mucosidad	Rara vez	Siempre	Algunas veces
Dolor de garganta	Algunas veces	Siempre	Algunas veces
Diarrea	Rara vez		Algunas veces
Dolor de cabeza	Algunas veces	Rara vez	Siempre
Dificultad para respirar	Algunas veces		

Cuando acuda al centro de salud es importante que utilice una mascarilla , manténgase al menos a un metro de distancia de las demás personas y no toque las superficies con las manos. En caso de que el enfermo sea un niño, ayúdelo a seguir los consejos adecuados, recurra a un medico para que pueda asesorarlo y medicarlo en caso de ser necesario y pertinente, Una persona puede contraer la COVID-19 por contacto con otra persona infectada atraves de las vias respiratorias.

Recordemos que la enfermedad se propaga principalmente de persona a persona a través de las gotículas que salen despedidas de la nariz o la boca de una persona infectada al toser, estornudar o hablar. estas gotículas son relativamente pesadas, no llegan muy lejos y caen rápidamente al suelo. Una persona puede contraer la COVID-19 si inhala las gotículas.

Estas gotículas pueden caer sobre los objetos y superficies que rodean a la persona, como mesas, pomos y barandillas, de modo que otras personas pueden infectarse si tocan esos objetos o superficies y luego se tocan los ojos, la nariz o la boca. Por ello es importante lavarse las manos frecuentemente con agua y jabón o con un desinfectante a base de alcohol, no tener contacto con personas ni superficies contagiadas y en caso de hacerlo nunca llevarse las manos a los ojos nariz ni boca, que es por donde ingresa este virus.

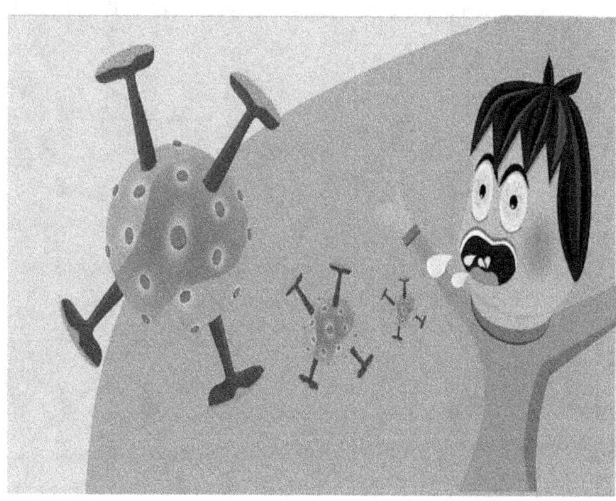

PORQUE SE RECOMIENDA LAVARSE CON AGUA Y JABON

El secreto está en las predilecciones de cada extremo de las moléculas de jabón, las cuales tienen una cabeza y una cola, la cabeza es hidrófila y la cola, hidrófoba y lipófila,en otras palabras, por un lado le atrae el agua y por el otro, el aceite o la grasa, Cuando te estás lavando las manos y las moléculas de jabón se encuentran con grasa, sus colas son atraídas hacia ella mientras sus cabezas se quedan en el agua,las fuerzas de atracción entre las cabezas y el agua son tan fuertes que levantan la grasa de la superficie, de manera que esta queda completamente rodeada de moléculas de detergente, que van separándola en pedazos cada vez más pequeños, que luego son arrastrados con el agua.

Bajo el microscopio, los coronavirus parecen estar cubiertos con agujas puntia-gudas, lo que les da la apariencia de tener una "corona", de ahí su nombre. De-bajo de la corona está la capa externa del virus, que está compuesta de lípidos, o lo que tú y yo llamaríamos grasa.

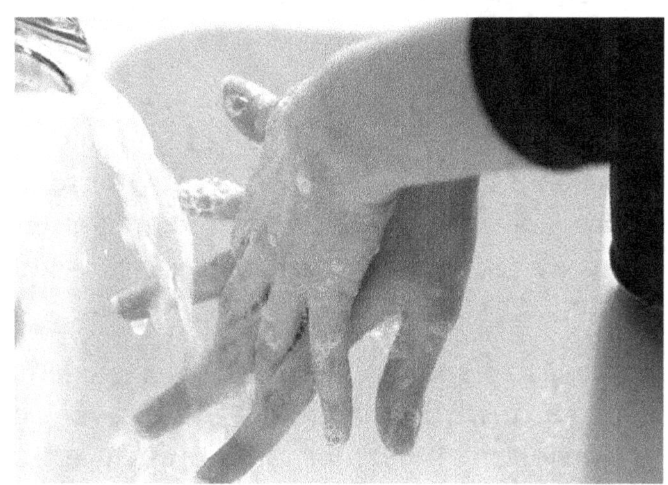

Ahora imagina que el coronavirus es tu plato para la mantequilla, cubierto con grasa mantecosa,Intentas lavar tu plato de mantequilla solo con agua, pero esa mantequilla no sale del plato, "Se necesita un poco de jabón para disolver la grasa. Por lo tanto, el jabón o el alcohol son muy, muy efectivos contra la diso-lución de ese recubrimiento líquido grasiento del virus"

MEDIDAS CONTRA EL CORONAVIRUS

Para evitar contagios se debe usar la proteccion adecuada mascarillas , algun tipo de lentes que protejan los ojos, Higuiene y Distanciamiento al menos a un metro y medio de distancia de los demás en todo momento, evitar aglome-raciones como en mercados pero mas aun en espacios cerrados como transpor-te publico, Hospitales, Bancos, Cines, tiendas, centros comerciales, reuniones, discotecas, restaurantes, iglesias, etc.

Ahora debemos de entender que no todas las personas reaccionaran de igual forma y esto debido a muchos factores, pero basicamente mucho depende de en que estado de salud nos encontremos o cuan fortalecido este nuestro siste-ma inmunologico, por ejemplo se ha notado que las personas que pertenecen a la tercera edad y que padecen de enfermedades como la diabetes, presion ar-terial, enfermedades cardiacas, obesidad, enfermedades respiratorias son las propensas a infetarse.

Primeramente por que las personas de la tercera edad tienen mas riesgo a contraer el covid 19 ? por que logicamente despues de una cierta edad es decir desde los sesenta o sesenta y cinco años las personas no tienen la fortaleza de un joven de veinte por que sus organos logicamente han trabajado muchos mas años, obviamente hay exepciones a la regla, por que puede haber una persona de sesenta estar en mejores condiciones que uno de treinta dependiendo de los habitos que haya tenido durante su vida.

Sabemos que alimentarse mejor, hacer ejercicio, no fumar, ni ingerir bebidas alcoholicas, etc. contribuiran a tener un sistema inmunologico mas resistente, pero en lineas generales un joven deberia estar mas fuerte que un adulto mayor, es igual que un auto, que es mas posible que se malogre un auto nuevo salido de la tienda o un auto usado que ya ha sido recorrrido durante muchos kilometros.

Esa es la razon por que las personas al llegar una cierta edad empiezan a sufrir enfermedades que lo van convirtiendo en una persona mas debil o vulnerable y es por eso que se convierten en personas mas propensas a adquirir enfermedades mas aun en este caso especifico que nos referimos al Covid 19, en algunos casos sera necesario **Aislar** a las personas y en otros casos sera necesario ponerlas en **Cuarentena**.

QUÉ SIGNIFICA AISLARSE?

El aislamiento es una medida importante que adoptan las <u>personas con síntomas</u> de COVID-19 para evitar infectar a otras personas de la comunidad, incluidos sus familiares.

El aislamiento se produce cuando una persona que tiene fiebre, tos u otros síntomas de COVID-19 se queda en casa y no va al trabajo, a la escuela o a lugares públicos. Lo puede hacer voluntariamente o por recomendación de Medico de su Centro de salud. Cuando acuda al centro de salud use una mascarilla y, manténgase al menos a un metro de distancia de las demás personas y no toque las superficies con las manos.

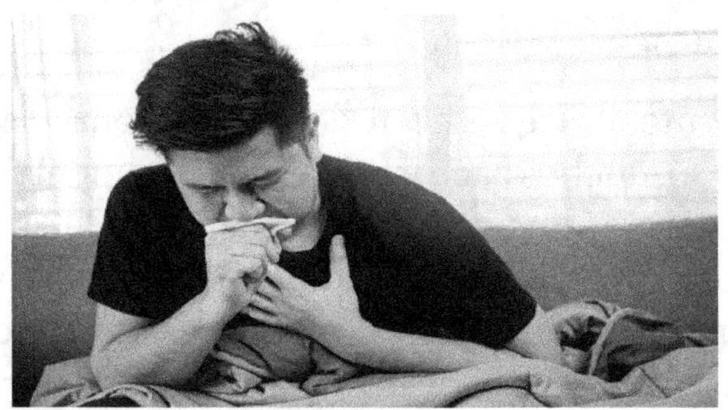

QUE SIGNIFICA CUARENTENA ?

La cuarentena significa restringir las actividades o separar a las <u>personas que no están enfermas</u> pero que pueden haber estado expuestas a la COVID-19. El objetivo es prevenir la propagación de la enfermedad en el momento en que las personas empiezan a presentar síntomas.

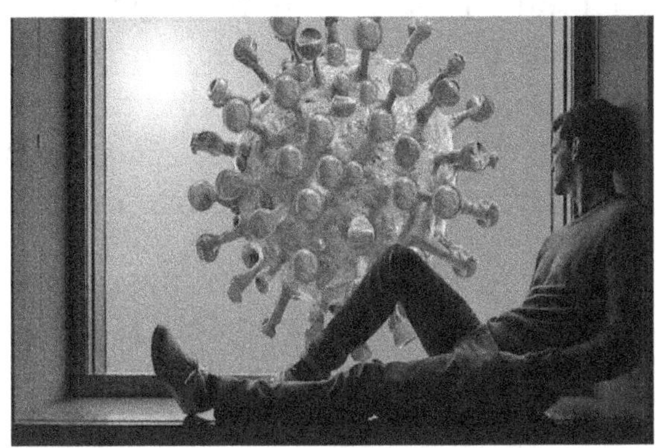

QUE SIGNIFICA DISTANCIAMIENTO FISICO ?

El distanciamiento físico significa estar físicamente separado. La OMS recomienda mantener una distancia de al menos un metro con los demás. Es una medida general que <u>todas las personas</u> deberían adoptar incluso si se encuentran bien y no han tenido una exposición conocida a la COVID-19.

Debido a que el virus del Covid aun no tiene una Vacuna 100% efectiva y las que ya estan apareciendo en el mercado aun no tienen historia, es decir no sabemos durante cuanto tiempo nos mantendra inmunes, ni un tratamiento especifico se le debe tratar como una gripe, controlar la fiebre el dolor y malestar y esto se puede hacer en casa a menos que el paciente presente dificultad para respirar la cual es causada por una inflamacion en los pulmones, el Covid 19 Al igual que la mayoría de los virus respiratorios, la infección comienza en las vías respiratorias superiores" la parte de atrás de la garganta y la nariz, y causa síntomas que son comunes.

En otras infecciones de las vías respiratorias superiores, entre ellos fiebre y tos, En algunas personas, la enfermedad desciende por el tracto respiratorio y se asienta en los pulmones, donde puede causar "inflamación intensa" (neumonía)

En los alveolos, que son pequeños sacos de aire se produce el intercambio de gases entre los pulmones y el flujo sanguíneo, Normalmente, este intercambio de gases durante el cual entra oxígeno al organismo y sale dióxido de carbono ocurre con facilidad.

Sin embargo, "con una pulmonía intensa, como la que causa la COVID-19, esos espacios de aire se llenan de pus, se llenan de inflamación", Y los sacos engrosados por el pus hacen más difícil que el oxígeno pase de los pulmones a la sangre, Este es el motivo por el cual a la persona o paciente contagiado se le hace difícil respirar y es cuando necesitara recibir asistencia   necesaria para poder respirar en algunos casos solo es necesario unos pocos litros de oxigeno.

Este oxigeno es provistos de unos tubos por debajo de la nariz del paciente y en casos mas extremos se necesitara respiradores mecanicos para proveer el oxigeno necesario, en algunos casos por una o dos semanas, pero aunque parezca poco tiempo es muy traumante tanto para los pacientes como para los familiares que durante este lapso de tiempo estan imposibilitados de verse.

En este momento, el mejor consejo que tenemos es tratar de evitar infectarse en primer lugar. Y esto consiste en todo lo que estamos compartiend: practicar el distanciamiento social, lavarse las manos, no tocarse la cara, la boca, la nariz".

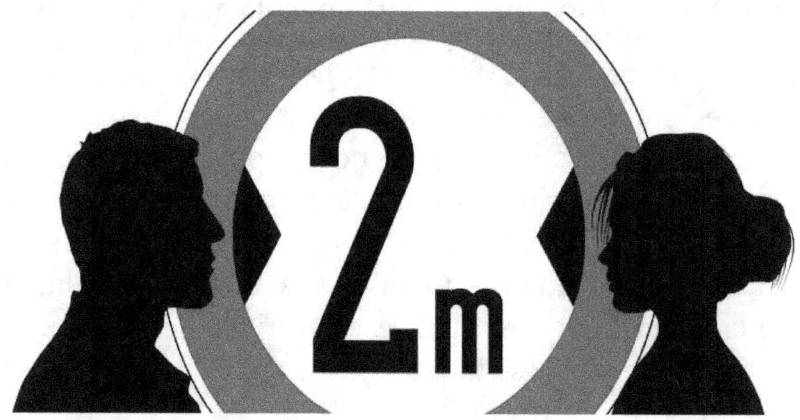

También es importante recordar que los pacientes que se enferman de gravedad con COVID-19 pueden recuperarse, definitivamente muchas personas que lo superan, eliminan la infección viral, la inflamación desaparece, la lesión pulmonar se cura", "Por supuesto, es atemorizante y sin dudas pone en riesgo la vida... pero el porcentaje de superar la batalla contra el Covid es mucho mas alta que de perderla.

Han habido varias afirmaciones de medicos que han tenido exito con sus pacientes tratandolos con distintos medicamentos , como por ejemplo Cloroquina, Hidroxicloroquina Azitromicina, Lopinavir, entre otros, pero solo se le aplica a pacientes ya internados y bajo supervision medica, La mejor noticia de todas es que La dexametasona, un medicamento antiinflamatorio que se conoce desde la década de 1960, se convirtió en el primero en ser aprobado por autoridades médicas para tratar casos graves de covid-19.

Siempre debemos pensar que todo es un aprendizaje en esta vida en lugar de pensar que es un castigo o algo porel estilo, durante la Pandemia se pueden oir todo tipo de afirmaciones descabelladas, hasta que grupos poderosos han inventado este virus para reducir la poblacion Mundial, etc. o que no se pondran las vacunas porqueatraves de ellas nos podran controlar, y cuando le preguntn porque supuestamente harian eso no saben que responder.

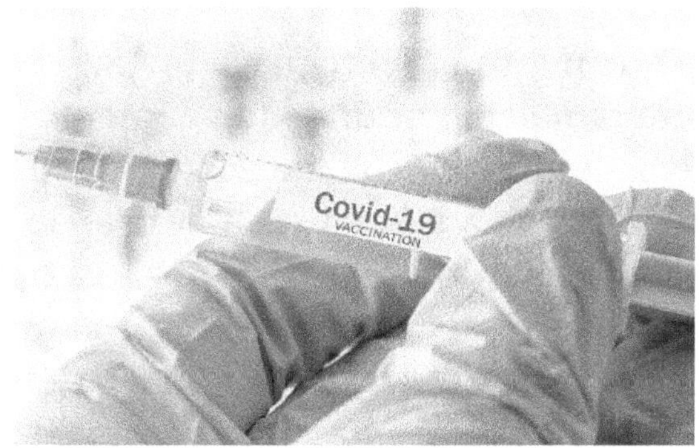

Ahora lo que si es obvio es que de cierta forma millones de personas si estan siendo controlados mediante las noticias, los discursos de Politicos que lograron convencer millones pero para eso se necesita tener dos cosas un pueblo desinformado o golpeado con necesidad de una esperanza y un buen orador que este en el momento oportuno con el discurso perfecto, y esto lo hemos visto durante siglos incluso antes que exista la tecnologia que hoy utilizamos.

Por dar un par de ejemplos no muy ejanos, Adolfo Hitler, fue capaz de convencer millones de Alemanes que ellos eran una raza superior y que debian hacerlo que fuera necesario para mantenerla lo mas pura posible, incluso los Alemanes mataban personas sin ningun tipo de remordimiento, por ser de otra raza, o si tenian algundefecto fisico, algo que muchos no conocen es que en Australia se llevo a cabo muchos asesinatos iguales o peores que en Norteamerica, se puede decir que fueron peores porque las personas de raza negra fueron traidos de Africa para trabajar y terminaron siendo comercializados como esclavos, pero en Australia fue a los verdaderos nativos y dueños de esas tierras los que fueron abusados, esclavizados, torturados y asesinados.

Otros claros ejemplos de lideres convincentes en la historia han sido Fidel Castro, Hugo Chavez, Marx, el presidente Koreano Kin Jung-un, el mismo Nicolas Maduro en la actualidad, muchos de estos han llevado a sus paises a la quiebra y siguenteniendo millones de seguidores, de la misma forma empresas millonarias nos controlan a traves de la publicidad, nos hacen pensar que si compramos, usamos o comemos algo sentiremos alguna felicidad o placer, es por eso que yo no creo eso de que este virus fue creado para controlarnos, no le veo el sentido mas bien a las empresas les conviene queexistan mas personas que vivan para que consuman, otra afirmacion peor aun es de aquellos que dicen que el Covid 19 no existe.

Entonces queda claro que nuestra mente juega un papel muy importante para tener buena salud, pero tambien consumiendo alimentos o vitaminas que fortalezcan nuestro sistema inmunoogico, Zinc, Vitamina C, Vitamina E, Vitamina B6, ahora en lo que respecta a medicinas no existe absolutamente ninguna que cure el Covid 19 lo que si hay que estar atentos es a os ultimos estudiosque aseguran que algunos productos ayudan a detener o aminorar la reproduccion de carga viral, lo cual ya es una gran ayuda para evitar que personas contagiadas tengan que ser internadas en hospitales, lo cual puede ser perjudicial tanto para el paciente como para otros que podrian necesitar la atencion o la cama Uci con mas Urgencia.

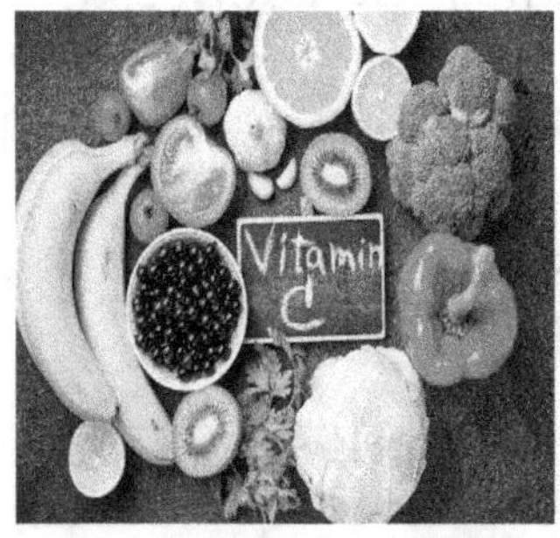

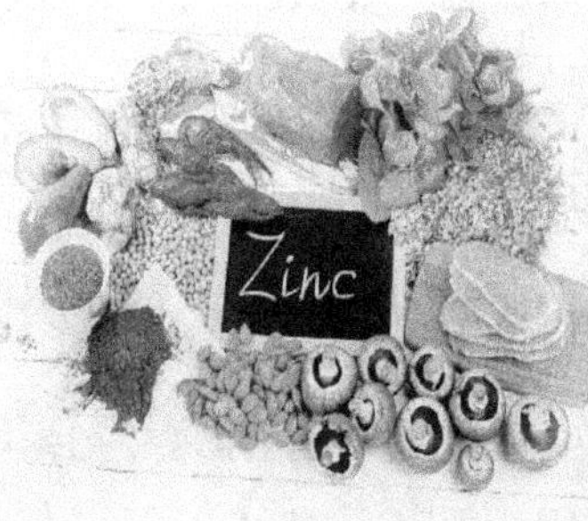

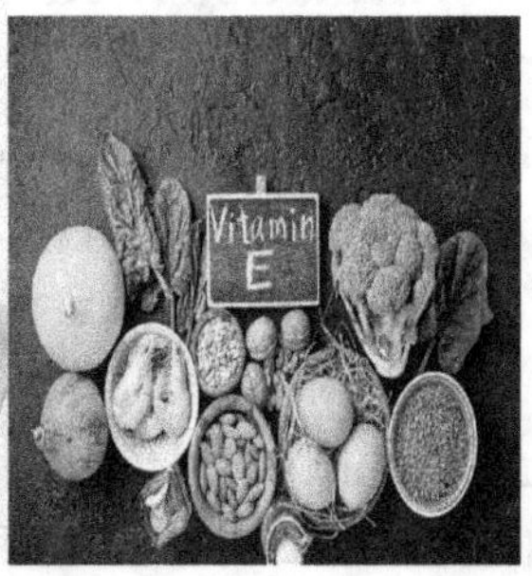

Una medicina que se ha utilizado con cierta regularidad es la Dexametazona, como ya sabemos ningun medicamento Cura ni combate el Covid 19 , pero se utiliza por sus propiedades antiinflamatorias e inmunosupresoras, ademas se ha observado que con dosis diarias de 6 miligramos durante 10 dias, mejora la salud de algunos pacientes de covid 19, no es esto ya una ayuda? otro farmaco es la Ivermectina, que no es un farmaco nuevo, es un antiparasitario que se viene usando desde 1970, dado su amplio espectro contra parasitos internos y externos, mejoro la salud de los animales y aumento su productividad, fue por eso que la ivermectina se convirtio rapidamente en un farmaco de gran exito.

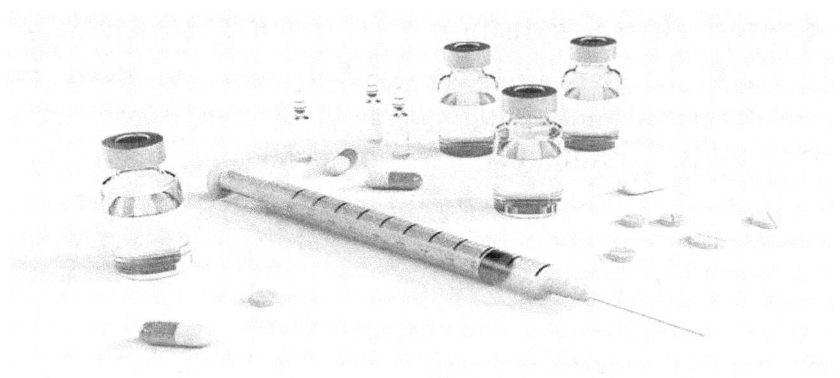

Durante los años 1970 el mundo estaba sufriendo una guerra contra la cegera de los rios, tambien conocida como oncocercosis, una enfermedad causada por el parasito «ONCHOCERCA VOLVULUS» en areas rurales y que paralizaba comunidades enteras, al poco tiempo se hicieron estudios para poder usarla en humanos, fue alrededor de 1980 que gracias a la aprobacion de autoridades Francesas con una decision sin precedentes de Merk & Co. decidioron donar cuanta ivermectina fuera necesario para erradicar la ceguera de los rios.

Esto dio inicio a un programa de donacion de Mectizan, este programa ha distribuido mas de 3mil millones de tratamientosdurante los ultimos 30 años y ha contribuido a salvar cientos de miles de vidas, posteriormente este programa se amplio para el tratamiento de la Filiarasis Linfatica, otra enfermedad debilitante causada por gusanos filarias, es por eso que se puede decir que la ivermectina es un producto que se conoce durante decadas y ha servido para curar diversas enfermedades y no se entiende porque hoy en dia se le hace tanta propaganda negativa, la unica expicacion es que las grandes farmaceuticas esten ejerciendo presion sobre algunos gobiernos para que no se utilice, obviamente por razones lucrativas.

Si nos preguntamos quetienen la penicilina, la aspirina y la ivermectina, ls tres pertenecen a un grupo de farmacos que pueden presumir de haber tenido el Mayor impacto benefico sobre la salud y bienestar de la humanidad, pero ademas tienen otras dos similitudes, son de origen Natural y los Tres han Recibido un Premio Nobel, pero en el caso de la ivermectina, a diferencia de la aspirina y la penicilina, nunca ha estado tan pesente en nuestros botiquines pero que igual ha mejorado la vida de millones de personas desde su descubrimiento alla por el año 1975, en realidad la ivermectina se comercializo para uso animal en 1981 y pronto se convirtio en el farmaco veterinario mas vendido en el mundo, fue recien en 1987 que se aprobo para uso humano, desde entonces se han distribuido mas de 3mil700 millones de dosis, Donadas por Merk.

Lo que la ivermectina hace es disminuir las hinchazones en las extremidades causadas por lombrices, esto lo logra combatiendo las infecciones causadas por los gusanos nematodos, pero el exito de la ivermectina no acaba ahi, es un farmaco revolucionarioconmuchos usos potenciales, de hecho, la ivermectina fue el primer endectocida del mundo, un farmaco activo contra gran variedad de parasitos internos y externos desde la nematdos hasta artropodos, tambien ha resultado seguro para humanos.

Esto se debe a que este farmaco actua sobre canales presentes en enla membrana celultodo, esto explica porque la ivermectina es cada vez mas atractiva para tratar otras enfermedades humanas. Por ejemplo, se observo que el tratamiento prolongado contra la oncocercosis tambien disminuia la prevalencia de otras lombrices parasitarias intestinales, las cuales infectan hasta una quinta parte de de la poblacion mundial y causan malnutricion y crecimiento retardado en niños y niñas, ademas la ivermectina es altamente eficaz contra Strongyloides, un neumatodo que infecta alrededor de 35 millones de personas cada año, la ivermectina ha demostrado su eficacia y es recomendada contra el tratamiento de lombrices intestinales.

La ivermectina tambien ha resultado ser altamente eficaz contra parasitos externos, como piojos, la garrapata Sarcoptes que causa la sarna, una enfermedad de la piel que provoca comezon y que afecta a 300 millones de personas cada año, otra cosa que se ha comprobado es que los mosquitos que se alimentan de individuos tratados con ivermectina mueren mas rapido , debido a su impacto, seguridad y versatilidad, la ivermectina se ha ganado el titulo de «Medicamento Milagroso» entre los expertos de salud publica.

El tratamiento de comunidades enteras y para diferentes propositos con excelentes resultados podria ser una manera seguray eficaz de » Matar varios Pajaros de un solo Tiro» en otras palabras reducir la prevalencia de varias enfermedades parasitarias y mejorar la salud general de comunidades en paises en desarrollo, queda por comprobar si la ivermectina cumplira con las grandes espectativas, lo que si esta comprobado segun cientos de testimonios es que la mayoria de los contagiados con Covid 19 han sentido mejoria y sus malestares no han sido tan largos ni traumaticos como los de aquellos que no la utilizaron.

La dexametasona fue sometido pruebas en Reino Unido como parte de un gran estudio de medicamentos ya existentes que pueden ser usados para tratar de aminorar ciertos sintomas como la inflamacion pulmonar y de esta forma ayuda al paciente a oxigenarse mejor y evitar tener que ser entuvado o asistido para poder respirar, es de esta forma pues que contribuye en disminuir las victimas mortales, pero no se debe confundir que sirve para curar El Covid - 19, algo parecido sucede con La Ivermectina

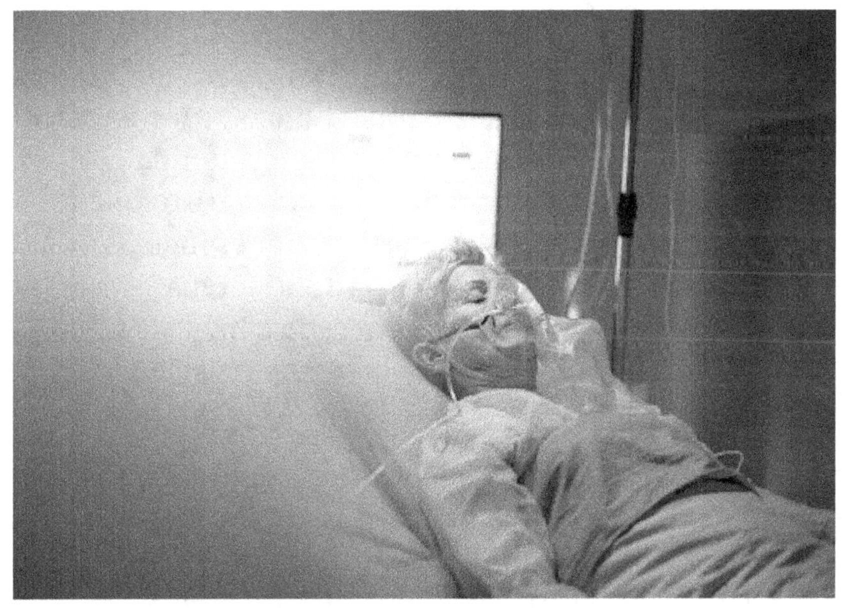

Lo que si es triste tener que aceptar es que en algunos paises el Covid 19 se controlo mejor y en forma mas rapida y si bien es cierto es una Pandemia nueva y por lo tanto dificil de enfrentar mucho tuvo que ver las malas decisiones tomadas por los Gobernantes, que en algunos casos fueron irresponsables no dandole la importancia debida, incluso algunos llegaron a decirle a la poblacion que no se preocupen, que era una especie de gripe que pronto pasaria.

Otros se resistian a cerrar las fronteras causando que mas personas infectadas ingresen a su territorio, otros presidentes se reusaron a dar el ejemplo usando mascarillas, tampoco declararon cuarentenas, otros si cerraron fronteras y declararon cuarentenas pero practicamente copiando modelos que funcionaron en otros paises sin considerar que su realidad era otra, lanzaban grandes campañas aconsejandole a la poblacion que se laven las manos pero en su pais millones de personas no tienen acceso al servicio de agua y desague.

Ciertamente para decidir ordenar cuarentena era escoger a que darle prioridad si a la salud o la economia, en algunos paises la cuarentena daño la economia pero se redujo los contagiados y muertes otros no optaron por cuarentena y hubo una cantidad relativamente alto de contagiados y muertes pero salvaron puestos de trabajo y por ende su economia.

Donde si es deplorable es en los paises que cerraron fronteras, declararon cuarentena pero sus politicas internas fueron pesimas y no lograron detener la pandemia, se perdieron millones de empleos su economia colapso y no detuvieron ni a los contagiados ni las muertes y lo mas triste que no solo fue por errores de descicion si no tambien por corrupcion, es increible ver Presidentes que simplemente tomaron como medida la Cuarentena estricta, como sie el solo hecho de encerrar a sus ciudadanos acabaria con el virus, no sabian que la cuarentena se utiliza para ir en busqueda del virus y aislar a los contagiados.

Algunos Presidentes dictaron Cuarentena y esperaron que las personas fueran a los hospitales, lo malo de esto es que los hospitales ni siquiera estaban preparados y segundo que miles iban solo para hacerse pruebas solo para saber si estaban contagiados o no, otra gran falla fue adquirir millones de pruebas Rapidas las cuales dan falsos positivos o falsos negativos, es decir no servian para nada realmente, esto no se sabe aun si se hizo por incapacidad o por corrupcion.

CAPITULO

III

PESTE NEGRA

LA peste negra era ya y sigue siendo, pues hay brotes activos en la actualidad, una vieja conocida cuando la humanidad vivió el peor brote de esta enfermedad a mediados del siglo XIV (entre 1346 y 1353). Era conocida por sus antecedentes, sin embargo se ignoraba por completo tanto sus causas como su tratamiento. Esto, junto con la gran velocidad de propagación, la convirtió en una de las mayores pandemias de la historia.

Solo cinco siglo más tarde se descubrió su origen animal, concretamente en las ratas, que durante la Edad Media convivían en las grandes ciudades con las personas e incluso se desplazaban en los mismos transportes primordialmente en barcos, por ejemplo; hacia ciudades lejanas, portando el virus consigo. Las números que dejó tras de sí esta epidemia son estremecedores.

Por ejemplo, según los datos que manejan los historiadores, la península Ibérica habría perdido entre el 60y 65% de la población y en la región italiana de la Toscana entre el 50 y el 60%. La población europea pasó de 80 a 30 millones de personas .

Desde entonces la peste negra se convirtió en una inseparable compañera de viaje de la población europea, hasta su último brote a principios del siglo XVIII. Sin embargo, el mal jamás se volvió a manifestar con la virulencia de 1346-1353, cuando impregnó la conciencia y la conducta de las gentes.

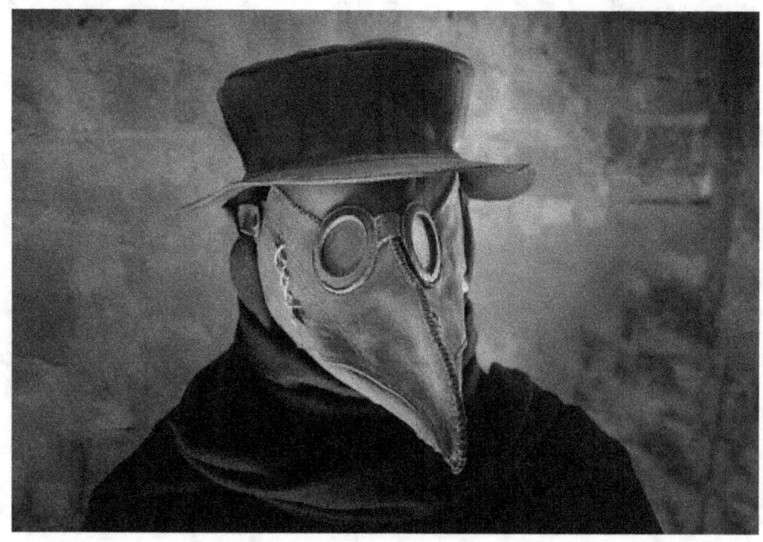

CAPITULO

IV

VIRUELA

EL llamado **virus variola**, cuya afectación en los seres humanos es conocida desde hace por lo menos 10.000 años, es el causante de la enfermedad conocida como viruela. Su nombre hace referencia a las pústulas que aparecían en la piel de quien la sufría. **Era una enfermedad grave y extremadamente contagiosa que diezmó la población mundial desde su aparición**, llegando a tener tasas de hasta 30% de mortalidad.

La viruela Se expandió masivamente en el *nuevo mundo* cuando los conquistadores empezaron a cruzar el océano afectando de manera terrible una población con defensas muy bajas frente a nuevas enfermedades, y en Europa tuvo un periodo de expansión dramático durante el siglo XVIII, infectando y desfigurando a millones de personas. Lo bueno es que a pesar de ser una Epidemia con una tasa de Mortalidad tan alta, es una de las dos únicas enfermedades que el ser humano ha conseguido erradicar mediante la vacunación.

Precisamente, fue luchando contra esta enfermedad cuando se descubrió la primera vacuna. Primero, lady Montagu hizo unas observaciones claves en Turquía y, casi 100 años más tarde, <u>Edward Jenner probó científicamente su eficacia</u>. En 1977 se registró el último caso de contagio del virus, que desde entonces se considera extinguido y esperamos que se mantenga asi.

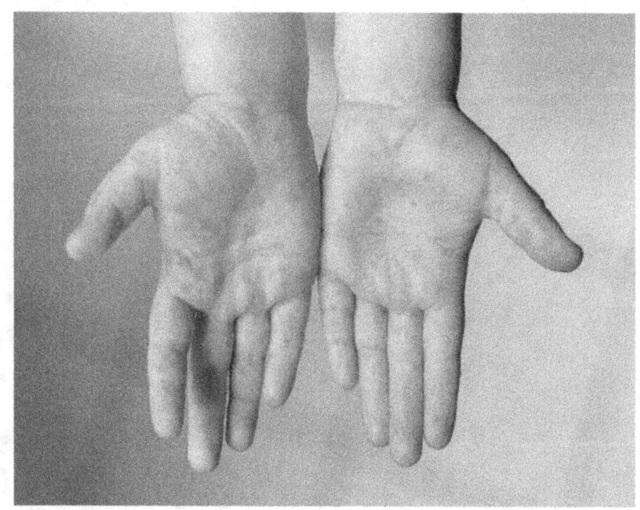

CAPITULO

V

GRIPE ESPAÑOLA

EN marzo de 1918, durante los últimos meses de la <u>Primera Guerra Mundial</u> (1914-1919), se registró el primer caso de gripe española, paradójicamente, en un hospital de Estados Unidos. Fue bautizada así porque España se mantuvo neutral en la Gran Guerra y la información sobre la pandemia circulaba con libertad, a diferencia de los demás países implicados en la contienda que trataban de ocultar los datos. Esta virulenta cepa del virus de la gripe se extendió por todo el mundo casi al tiempo que las tropas se repartían por los frentes europeos.

Los sistemas de salud se vieron desbordados y las funerarias no daban abasto. Estudios recientes han revelado datos más precisos. Se estima que la tasa global de mortalidad fue de entre el 10 y el 20 por ciento de los infectados, llegando a morir, en todo el mundo, entre 20 o 50 millones de personas. Hay quien incluso se atreve a decir que pudieron ser 100 millones.

Durante los últimos meses de la **Primera Guerra Mundial, una virulenta cepa del virus de la mal llamada gripe Española**se extendió rápidamente por todo el planeta infectando a un tercio de la población mundial y causando la muerte de decenas de millones de personas. La pandemia de 1918 y 1919, se extendió a gran velocidad por todo el mundo y en sólo 18 meses infectó a un tercio de la población mundial. La férrea censura de los países implicados en la Gran Guerra escondió su gravedad. pero **los estudios actuales elevan el número de muertes desde 50 hasta incuso 100 millones.**

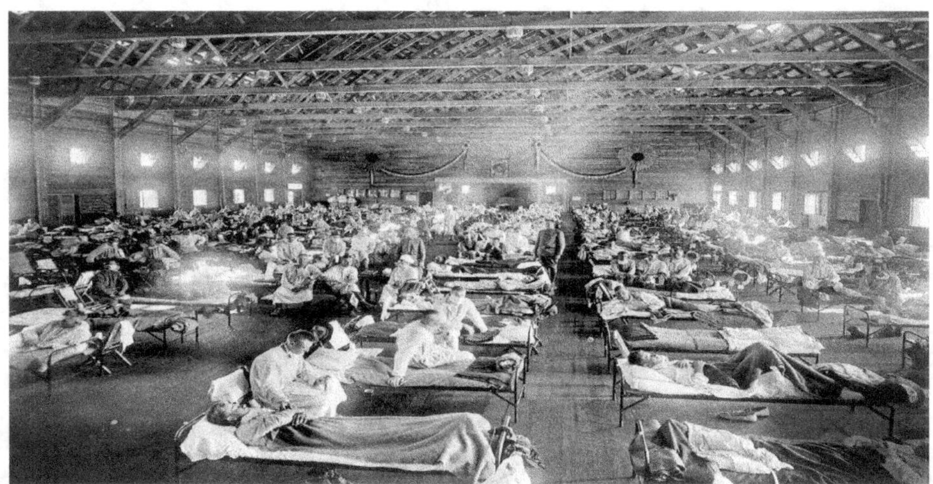

Recuperado de National Geografic
Fuente:Foto: SPL / AGE Fotostock.

Además los síntomas descritos se diferencian de los de una gripe estacionaria para ir pareciéndose a los de la gripe pandémica.

- Cara con color grisáceo;

- <u>pupilas</u> moderadamente dilatadas;

- <u>fiebre</u> superan los 39 grados;

- <u>pulso</u> rápido, superando las 140 pulsaciones por minuto incluso pudiendo llegar a las 160;

- <u>respiración</u> superficial y rápida;

- agotamiento extremo.

- Entre cuatro y seis horas tras los primeros síntomas los <u>pulmones</u> del paciente ya comenzaban a segregar exceso de líquido.

- Entre las 12 y 18 horas después de aparecer los síntomas anteriores se producía un empeoramiento con más líquido pulmonar, más <u>disnea</u>, aumento en la dilatación pupilar, postración, sudoración profusa, aumento de la fiebre.

- De no remitir los síntomas la muerte sobrevenía entre las 24 y 48 horas después de producirse el empeoramiento.

Pero estos primeros síntomas fueron empeorando según avanzaba la enfermedad. En febrero al cuadro anterior era necesario añadir en varios casos el dolor abdominal, hasta el punto de confundirse con una <u>apendicitis</u>, las pulsaciones aumentaban aún más en los casos de la segunda oleada, su color

era todavía más pálido y el aspecto se asemejaba al de los enfermos por <u>fiebres tifoideas</u>. Esto podía empeorar aún más la situación al ir pasando los pacientes de una sección especializada a otra, todos estos sintomas hacian mas dificil la deteccion y tratamiento de esta enfermedad.

En 1919 la enfermedad ya fue mucho menos letal por estar la mayoría de los organismos inmunes al virus.En 1920 aún se detectó un último repunte, pero no hubo más. Sin embargo, los efectos negativos sobre la población siguieron produciéndose en forma de mortalidad infantil al perder los niños a uno de los dos padres y en algunos casos a los dos. Con todo la gran epidemia de la gripe desapareció de una forma muy parecida a como había empezado, entre otras razones por estar la mayoría de los supervivientes inmunizados.

Así el virus de 2009 que pertenece a la misma familia del H1N1 resultó mucho menos letal.La población mundial está inmunizada para cepas de la gripe que son habituales pero ante mutaciones o nuevas cepas muy agresivas puede estar muy indefensa. No existían vacunas en 1918. Los primeros estudios comenzaron de manera eficaz en 1931 y fue en los años cuarenta cuando el ejército de los Estados Unidos desarrolló las primeras vacunas inactivas aprobadas para la gripe, que se utilizaron en la Segunda Guerra Mundial.

Ante la pandemia mundial de 1918 no se lleva la cuenta de cuántos remedios milagrosos se anunciaron. Pero los médicos también utilizaron todos los recursos a su alcance: desde el antiguo arte de sangrar a los pacientes, administrarles oxígeno, hasta suministrar cantidades enormes de aspirinas.

Se trataron de desarrollar nuevas vacunas y sueros, principalmente contra varios tipos de **NEUMOCOCOS** y lo que ahora llamamos **HAMEOPHILUSINFLUENZA E**, un nombre derivado del hecho de que originalmente se consideraba el agente etiológico. Pero solamente una medida terapéutica mostró algún éxito: la transfusión de sangre de pacientes recuperados a nuevas víctimas; estrategia que se vuelve a probar en la enfermedad del COVID-19 de 2020.

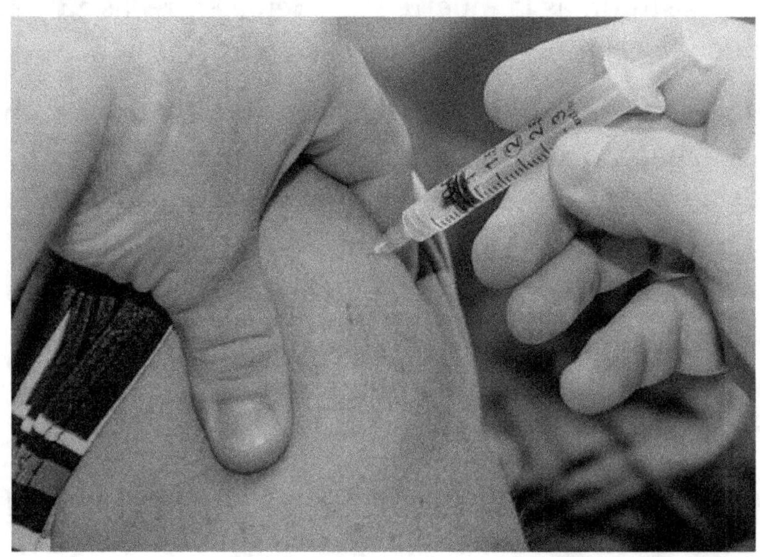

CAPITULO

VI

GRIPE ASIÁTICA

Registrado por primera vez en la península de Yunán, China, el virus de la gripe A (H2N2) de procedencia aviar apareció en 1957 y en menos de un año se había propagado por todo el mundo. Para entonces, el papel de la Organización Mundial de la Salud (OMS), diseñaba cada año una vacuna destinada a paliar los efectos de las mutaciones de la gripe. A pesar de que los avances médicos con respecto a la pandemia de la gripe española contribuyeron a contener mucho mejor el avance de virus, esta pandemia registró un millón de muertos en todo el planeta.

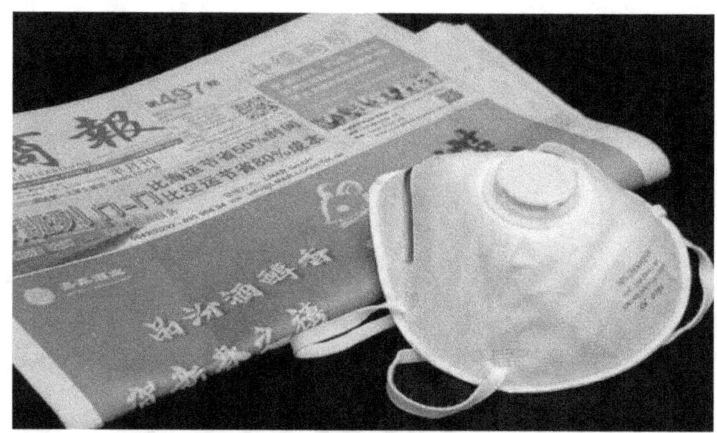

CUALES SON LOS SINTOMAS DE LA GRIPE ASIATICA

- tos.

- dolor de garganta.

- secreción o congestión nasal.

- dolores musculares o corporales.

- fiebre con escalofrios

- dolores de cabeza.

- fatiga (cansancio)

- algunas personas pueden tener vómitos y diarrea, aunque esto es más común en los niños que en los adultos.

COMO SE CONTAGIA LA GRIPE ASIATICA

La gripe aviar ocurre naturalmente en aves silvestres y puede contagiarse a las aves de corral como pollos, pavos, patos, gansos y avestruces. La enfermedad se transmite por el contacto con las heces de un ave infectada, o las secreciones de su pico (nariz y boca) y ojos. El virus se propaga por contacto directo, a través de las membranas mucosas o de heridas en la piel, con: Sangre, secreciones u otros fluidos corporales, tejidos u órganos de una persona infectada, viva o muerta.

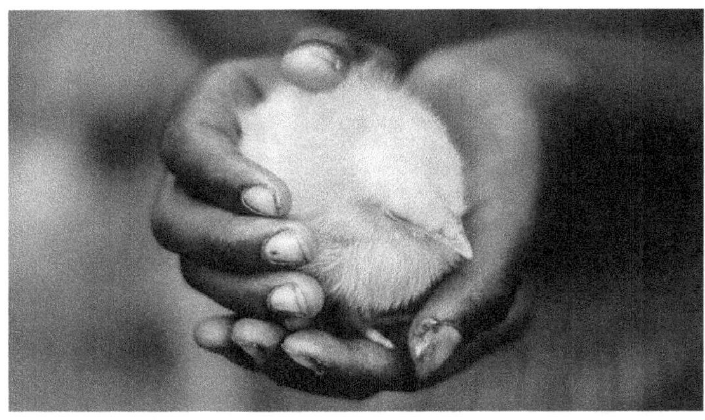

¿Qué tan peligrosa es la gripe aviar?

En algunos casos, la **gripe aviar** puede causar complicaciones graves y la muerte. Al igual que con la **gripe** estacional, algunas personas tienen un mayor riesgo de contraer la enfermedad grave, incluyendo mujeres embarazadas, personas con sistemas inmunitarios debilitados y adultos mayores de 65 años o más.

Gripe Asiatica (1957)

Se originó inicialmente en China, fue producto de la MUTACIÓN DE UN VIRUS común en patos
En menos de diez meses el virus alcanzó una DISTRIBUCIÓN MUNDIAL.
Unas dos millones de personas murieron, la mayoría de ellas en Asia.

CAPITULO

VII

GRIPE DE HONG KONG

Tan solo diez años después de haber superado la última gran pandemia de gripe, apareció, de nuevo en Asia, la llamada gripe de Hong Kong. Una variación del virus de la gripe A (H3N2) fue

registrada en 1968 y se expandió por todo el mundo con un patrón muy parecido al de la gripe asiática. **Un millón de personas fueron las víctimas que causó esta nueva cepa de la gripe**.

El virus de la gripe en humanos causa síntomas seudogripales clásicos, como:

- Tos.

- Diarrea.

- Dificultad respiratoria.

- Fiebre superior a 100.4° F (38° C)

- Dolor de cabeza.

- Indisposición general (malestar general)

- Dolores musculares.

- Rinorrea.

Hong Kong es una ciudad de ocho millones de habitantes. Densidad de población de mas de seis mil quinientas personas por kilómetro cuadrado. Metros, autobuses y tranvías totalmente abarrotados en hora punta... y una amenaza constante en forma de virus. Eso es a lo que enfrenta Hong Kong cada año con la llegada de la temida gripe, y este ha atacado con mas fuerza.

En su inmensa mayoría sus victimass son personas que pertenecen a grupos de riesgo, gente de elevada edad que padece algún tipo de enfermedad crónica, pero eso no evita que la histeria se haya apoderado de la ciudad. Cuando uno llega a Hong Kong por primera vez hay varias cosas que le llaman la atención. Una de ellas es la desmedida preocupación por la higiene. En todos los espacios públicos hay carteles que te explican como debes de hacer para lavarte bien las manos.

La televisión te bombardea con anuncios del estilo, y en el metro una voz te insiste de forma machacona en que ni se te ocurra estornudar si no tienes un pañuelo. Esparcir gérmenes es un asunto de estado. Es habitual (y chocante) ver a personas, a muchas personas, caminar por la calle con mascarilla. No es por la polución, ni por su excesivo celo respecto a otras personas; los hongkoneses tienen bien aprendida la lección y tan pronto sienten algún síntoma de resfriado o gripe se la ponen para no contagiar al resto de personas con las que se le-cruzan, Esto, que puede parecer una exageración, tiene su explicación.

Fue Un suceso que marcó la vida de esta generación, el SARS (Síndrome Respiratorio Agudo Grave). Una epidemia que surgió en el Sur de China y que atacó de forma brutal a la población de Hong Kong en 2003. El SARS es un tipo grave de neumonía, que en solo dos meses, de marzo a junio de 2003 mató a casi 300 personas en Hong Kong tras iniciarse en un hotel de Kowloon en donde un doctor de Cantón, sur de China, se alojó con motivo de una boda.

La enfermedad, silenciada en China, había matado ya en el año anterior a decenas de personas en las provincias mas meridionales del país. encontrandose un altísimo grado de contagio en la densamente poblada Hong Kong, su caldo de cultivo perfecto, llegándose a detectar casi dos mil casos en la ciudad, antes de expandirse a otras partes del mundo. Especialmente a aquellos territorios a los que los hongkoneses viajan con asiduidad, como Vietnam, Singapur o Canadá.

Desde aquel fatal suceso, el Gobierno de Hong Kong comenzó una campaña masiva de información y prevención con el firme propósito de que no se repitiese algo parecido, y cada año, con la llegada del invierno y la gripe, las medidas se vuelven a activar y una legión de obedientes enmascarados atiborran los vagones del metro.

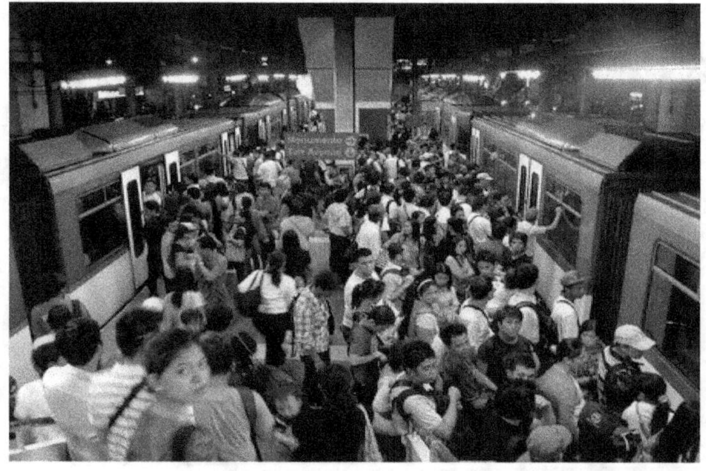

CAPITULO

VIII

EL EBOLA

EL virus se detectó por vez primera en 1976 en dos brotes simultáneos ocurridos en Nzara (hoy Sudán del Sur) y Yambuku (República Democrática del Congo). ... El brote de **ebola** de 2014-2016 en África Occidental fue el más extenso y complejo desde que se descubrió el virus en 1976.La enfermedad por el virus del **Ebola** (EVE), antes llamada fiebre hemorrágica del **Ebola**, es un enfermedad grave, a menudo mortal en el ser humano y se propaga en las poblaciones humanas por transmisión de persona a persona.

El paciente de **ébola** puede requerir la administración por vía endovenosa de líquidos. En la actualidad no existe ningún medicamento dirigido a combatir el virus del **Ébola**, por lo tanto solo **se** puede realizar tratamiento sintomático o medidas de apoyo.

El Ebola se transmite a los humanos a través del contacto con un animal huésped infectado vivo o muerto (monos, murciélagos, antílopes...) y **se** disemina de persona a persona por el contacto con la sangre, tejidos, secreciones y los fluidos corporales del sujeto infectado, y por el contacto con equipo médico contaminado. Los brotes de enfermedad por el virus del Ebola (EVE) tienen una tasa de letalidad que es de aproximadamente 50%. En brotes anteriores, las tasas fueron de 25% a 90%.La participación de la comunidad es fundamental para el éxito del control de los brotes.

Un buen control de los brotes depende de la aplicación de diferentes intervenciones, como la atención a los casos, las prácticas de control y prevención de la infección, la vigilancia y el rastreo de los casos, los entierros en condiciones de seguridad o la movilización social. El tratamiento de apoyo precoz con rehidratación y el tratamiento sintomático mejoran la supervivencia. Todavía no hay ningún tratamiento aprobado que neutralice el virus de forma demostrada, pero están en fase de desarrollo **diversas formas de hemoterapia, inmunoterapia y farmacoterapia.**

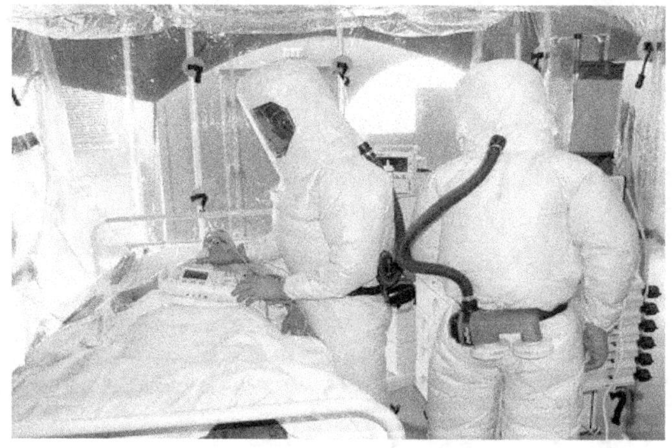

Se precisan más datos de vigilancia e investigaciones sobre los riesgos de la transmisión por vía sexual y, en particular, sobre la prevalencia del virus viable y transmisible en el semen a lo largo del tiempo. Entre tanto, y sobre la base de la evidencia actual, la OMS recomienda lo siguiente:

- Todos los supervivientes de ebola y sus parejas sexuales deberían recibir asesoramiento con el fin de adoptar prácticas sexuales seguras hasta que su semen arroje resultados negativos en dos pruebas de detección del virus. Se debería proporcionar preservativos a estas personas.

- A los hombres que hayan superado la enfermedad se les debería ofrecer la posibilidad de someterse a una prueba de detección del virus en el semen 3 meses después del inicio de los síntomas y, posteriormente, a aquellos que den positivo,

- Todos los meses hasta que sus muestras de semen den negativo en dos RT-PCR, con un intervalo de una semana entre ellas.

Los supervivientes y sus parejas sexuales deberían:

- abstenerse de mantener cualquier tipo de relación sexual;

- adoptar prácticas sexuales seguras, en particular el uso correcto y sistemático de preservativos, hasta que su semen haya arrojado resultados negativos en 2 pruebas de detección del virus.

- Una vez que den negativo para el virus, los supervivientes pueden reiniciar su actividad sexual normal sin temor a transmitir el virus del Ebola.

- Teniendo en cuenta nuevos análisis de las investigaciones en curso y las consideraciones del Grupo Consultivo de la OMS sobre la Respuesta a la Enfermedad por el Virus del Ebola, la OMS recomienda que los hombres que hayan sobrevivido a la enfermedad tengan prácticas sexuales e higiénicas seguras durante los 12 meses siguientes al inicio de los síntomas o hasta que los análisis del semen den negativo dos veces para el virus del Ebola.

- Hasta que su semen dé negativo en 2 pruebas de detección del virus, los supervivientes deberían mantener una buena higiene personal y de las manos lavándose de forma inmediata y exhaustiva con agua y jabón después de cualquier contacto físico con el semen, incluida la masturbación. Durante este periodo los preservativos usados deberían manipularse y desecharse en condiciones de seguridad para evitar el contacto con los líquidos seminales.

- Todos los supervivientes y sus parejas y familiares sean tratados con respeto, dignidad y compasión.

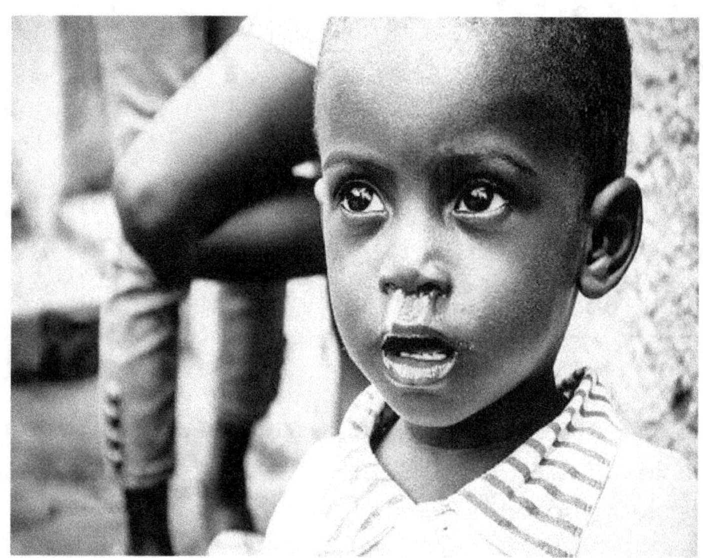

SINTOMAS DEL EBOLA

- Fiebre alta y repentina.
- Dolor de cabeza.
- Molestias en las articulaciones y fuertes dolores musculares.
- Dolor de garganta y debilidad generalizada.
- Diarrea, vómitos y dolor de estómago.
- Aparición de una erupción rojiza en la piel.
- Congestión conjuntival (ojos rojos).
- Alteración de la función renal y hepática.

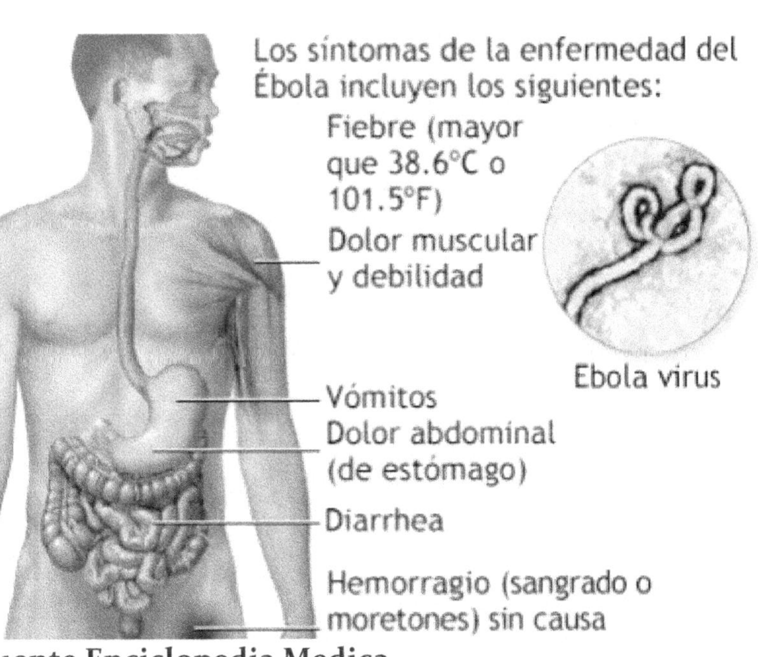

Fuente Enciclopedia Medica

CAPITULO

IX

SIDA (VIH)

VIRUS DE INMUNODEFICIENCIA ADQUIRIDA

Una de las pandemias más graves y más recientes conocida por la sociedad actual es la del Virus de Inmunodeficiencia Adquirida, el VIH, más conocido como SIDA . Los primeros casos documentados tuvieron lugar en 1981, y desde entonces se extendió por todo el mundo centrando gran parte de los esfuerzos de las organizaciones mundiales de la salud.

Se cree que su origen fue animal, y sus efectos son algo que podría describirse como el agotamiento del sistema inmunológico, de modo que el propio virus no es letal, pero sí lo son sus consecuencias, pues dejan el organismo desprotegido frente a otras enfermedades. Su contagio se produce por contacto con fluidos corporales. A pesar de que estas vías de transmisión lo hacen menos contagioso que otros virus como la gripe, el desconocimiento inicial permitió que se expandiera con mucha rapidez.

Cuando el VIH daña el sistema inmunitario, es más fácil que te enfermes de gravedad e icluso que mueras a causa de infecciones que el cuerpo normalmente podría combatir.En los Estados Unidos, alrededor de un millón de personas viven con VIH, y cada año se presentan más de 38,000 nuevos casos de infección. La mayoría de las personas con VIH no tienen síntomas durante años y se sienten totalmente bien, de modo que es posible que ni siquiera sepan que están infectadas.

Se calcula que el VIH ha podido causar alrededor de 25 millones de muertes en todo el mundo. Una vez contraído, el virus permanece en tu cuerpo de por vida. No existe cura para el VIH, pero hay medicamentos que ayudan a que te mantengas saludable durante más tiempo y que disminuyen las posibilidades de que contagies a otras personas.

Los estudios demuestran que tomar los tratamientos contra el VIH de acuerdo a las instrucciones, puede bajar la cantidad de VIH en tu sangre.Los tratamientos contra el VIH ueden bajar tanto la cantidad de VIH en la sange que puede no aparecer en una prueba, cuando esto sucede, no trasmitirás el VIH por vía sexual. El tratamiento es muy importante por eso es recomendable <u>hacerte la prueba</u>). Prácticamente todas las personas que tienen VIH y no se tratan mueren a causa del virus. Pero con medicamentos, las personas con VIH pueden mantenerse sanos, vivir muchos años y evitar contagiar a otros.

¿Cuál es la diferencia entre VIH y SIDA?

El VIH es el causante del SIDA. SIDA es una sigla que significa síndrome de inmunodeficiencia adquirida. VIH y SIDA no son lo mismo. La gente con VIH no siempre tiene SIDA.El VIH es el virus que se transmite de persona a persona. Con el tiempo, el VIH destruye un tipo de células importante del sistema inmunitario (denominado células CD4 o células T) que nos protegen de las infecciones. Cuando no tienes suficientes células CD4, tu cuerpo no puede combatir las infecciones como lo haría normalmente.

El SIDA es la enfermedad causada por el daño que el VIH produce en el sistema inmunitario. Una persona tiene SIDA cuando contrae infecciones peligrosas o tiene un número extremadamente bajo de células CD4.

El SIDA es la fase más grave de la infección por VIH y, con el tiempo, termina provocando la muerte. Sin tratamiento, generalmente toma 10 años para que alguien con VIH desarrolle SIDA. El tratamiento desacelera el daño que causa el virus y ayuda a que los infectados se mantengan sanos durante varias décadas.

¿Cómo se contagia el VIH?

El VIH es transportado en el semen, las secreciones vaginales, la sangre y la leche materna. El virus ingresa en el cuerpo a través de cortes o heridas en la piel y a través de las membranas mucosas (como el interior de la vagina, el recto y la abertura del pene). Puedes contraer VIH por:

* Tener sexo vaginal o anal

*Compartir agujas o jeringas para drogarse,

* hacerse perforaciones en el cuerpo, tatuajes, etc

*Ser punzado con una aguja que tiene sangre infectada con el

   VIH

*Tener heridas o ampollas abiertas que entran en contacto con sangre semen (esperma) o secreciones vaginales infectados

La forma más común de transmisión del VIH es el sexo sin protección. Puedes protegerte y proteger a tu pareja usando <u>condones</u> y/o <u>barreras de látex bucales</u> cada vez que tienen relaciones sexuales y evitando compartir agujas. Si tienes VIH, recibir tratamiento puede disminuír e incluso detener las posibilidades de contagiar a otros con el virus. Si no tienes VIH, también existe una medicina diaria, llamada PrEP que puede ayudar a protegerte del VIH.

Este virus también se puede transmitir al bebé durante el embarazo, el parto o al amamantar. Una embarazada con VIH puede tomar medicamentos que reducen considerablemente las posibilidades de que su bebé se contagie.

El VIH no se transmite por la saliva, de modo NO PUEDES contagiarte por dar un beso, compartir alimentos o bebidas, o usar el mismo tenedor o la misma cuchara. El VIH tampoco se contagia por abrazarse, darse la mano, toser o estornudar. Tampoco puedes infectarte por sentarte en el inodoro.

Hace muchos años, algunas personas se contagiaron de VIH al recibir transfusiones de sangre infectada. En la actualidad, donar o recibir sangre en cualquier centro de salud es totalmente seguro. Los médicos, hospitales y bancos de sangre no usan las agujas más de una vez y la sangre que se dona se somete a análisis para verificar que no esté infectada con el VIH u otras infecciones.

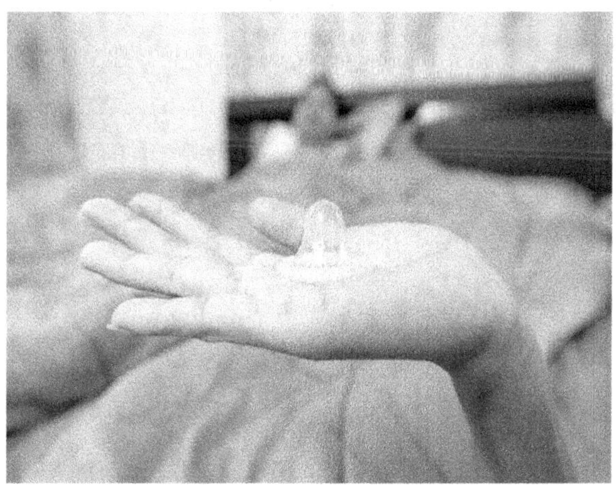

¿Cómo puedo evitar el VIH/SIDA?

Para prevenir el contagio, lo mejor es evitar las conductas de riesgo que supongan el contacto con los fluidos capaces de transmitir el VIH:

– No intercambiar jeringas o agujas con otras personas, porque la sangre infectada pasaría directamente al torrente sanguíneo, y esta es la forma más rápida y eficaz de contagio.

– Usar siempre instrumentos estériles o desechables para perforar la piel (tatuajes, análisis de sangre, inyecciones…). Por el motivo explicado en el punto anterior.

– Utilizar correctamente preservativos de látex (masculino o femenino) al mantener relaciones sexuales con penetración (ya sea anal, vaginal u oral).

– Evitar el sexo oral sin protección. Aunque parece que la boca es un entorno hostil para el VIH, se han dado casos de transmisión del VIH por vía oral (boca-pene, boca-vagina y boca-ano), por lo que el contacto de semen, secreciones vaginales o sangre infectados en la boca supone un riesgo.

– Las mujeres embarazadas portadoras del virus deben recibir tratamiento para disminuir el riesgo de transmisión al feto durante el embarazo y el parto, y no amamantar al niño. Es aconsejable, además, el parto por cesárea, ya que reduce el riesgo de transmitir el virus al bebé.

– Los profesionales sanitarios que trabajen con enfermos de sida deben extremar las precauciones para no pincharse accidentalmente con agujas infectadas, y utilizar ropa, máscaras y gafas protectoras para evitar el contacto con sangre u otros fluidos que contengan el VIH.

– La sangre que se emplea en las transfusiones, y cualquier producto sanguíneo que se vaya a utilizar en algún tratamiento (como el de la hemofilia, por ejemplo) tienen que ser analizados para descartar la presencia del virus.

– Al igual que la sangre y sus derivados, también es imprescindible analizar el semen donado con la prueba de anticuerpos del VIH antes de ser utilizado.

CONCLUSIONES

Tenemos que aprender de nuestro pasado, pero sobretodo de nuestros errores, los seres humanos hemos tenido que afrontar muchos desastres, epidemias, pandemias, etc. y por lo general siempre nos encuentra desprevenidos o sin prevencion o preparacion, lo bueno de esta pandemia es que los cientificos reaccionaron a tiempo y en menos de un año se puede decir que ya tienen lista la vacuna, aunque ya empezaron a vacunar a las personas aun no se sabe por cuanto tiempo durara la inmunizacion, o cada cuanto tiempo se tendran que volver a vacunar.

Pero lo mas triste pero importante, nos guste o no esta no es la primera ni la ultima pandemia, asi que lo mejor es seguir trabajando, estudiando, cuidandonos y cuidando nuestro planeta y dejar de contaminarlo y afectandolo con el Calentamiento Global.

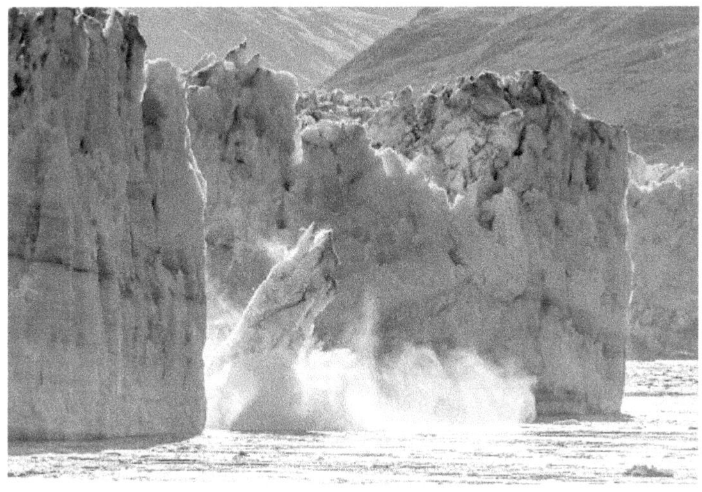